Heiter bis Homöopathisch
Gereimtes Wissen für Ausbildung und Praxis

Franziska Feist

Für den Kurs 30
der Samuel-Hahnemann-Schule Berlin

Für meine Kollegen Dozenten

Für meine Tochter und liebste Schülerin
Isabelle Christin Feist

Homöopathie ist ein umfangreiches Fach. Es gibt unzählige Mittel, die es zu kennen gilt mit ihren Leitsymptomen und Eigenheiten, damit der Behandler im Falle eines Falles für seinen Patienten die richtige Wahl treffen kann. Gerade am Anfang fällt es schwer, sich in den Stoff einzulesen, die wesentlichsten Punkte herauszufiltern und zu verinnerlichen. Oft sind die Formulierungen der „alten Meister" nicht leicht zu verstehen, sind verwirrend, nicht eindeutig und vor allem – nicht gerade unterhaltsam.

Wer mit Spaß lernt, dem fällt es wesentlich leichter, den Stoff in seinen grauen Zellen zu verankern, das ist allseits bekannt. Daher habe ich mich sehr gefreut, im Rahmen meiner Dozentenausbildung an der Samuel-Hahnemann-Schule bei der Vorstellung homöopathischer Mittel freie Hand zu haben. Ich begann, die wichtigsten Wesenszüge und Symptome der jeweiligen Mittel in humorvoller Art und Weise in Lerngedichte zu fassen und so ein unterhaltsames und einprägsames Lernerlebnis zu schaffen, was von den Schülern auch gern angenommen wurde.

So entstand im Laufe des Kurses anhand der vorgestellten Mittel eine kleine Sammlung an Gedichten mit eigenem Takt und Reim – zum Lernen, Lesen und Lachen- ein kleiner, gereimter Leitfaden für Laien, Homöopathen und alte Hasen, die ihr Wissen auf unterhaltsame Art wieder auffrischen wollen.

Die wichtigsten Leitsymptome werden übersichtlich erfasst und der Leser sollte keine Mühe haben, sich diese nun kurzweilig einzuprägen. Klarstellen muss man jedoch, dass nicht jeder Patient, der ein Mittel benötigt, auch absolut dem Bild entspricht, das hier vermittelt wird. Es handelt sich vielmehr um Erfahrungswerte, Indizien, die bei der Wahl des richtigen Mittels hilfreich sein können.

Inhaltsverzeichnis:

Aconitum napellus

Plötzlich ist er da, der Schreck,
er nimmt die Luft und geht nicht weg,
innerhalb einer Sekunde
kennt der Patient die Todesstunde,
ist panisch, unruhig, voller Angst,
wobei der Kopf knallrot sein kann
oder auch rot, gepaart mit Blässe,
mal trocken, manchmal auch mit Nässe.

Asthmaanfall, Pseudokrupp,
plötzlich im Brustkorb so ein Druck,
das Herz schlägt langsam, doch sehr schnell
steigt der Blutdruck und es schellt
das Totenglöcklein hell und zart
im Ohr, das auch ganz plötzlich schmerzt.
Der Kranke fühlt nun große Pein,
lässt man ihn einsam und allein
mit seinem Schmerz, seinem Gewimmer,
im gruseligen Krankenzimmer.

Legt ein Schock den Ärmsten lahm,
weicht ihm die Kraft aus Bein und Arm,
veschließt die Trauer Brust und Blase
und ist er ängstlich wie ein Hase,
leidet unter großem Frust
nach großem, plötzlichen Verlust -
dann lindert Aconit die Qualen
und lässt den Menschen wieder strahlen.

Alles, was plötzlich überfällt
des Patienten heile Welt,
Ausschlag, Grippe, Rheumaschübe,
Neuralgien, Schmerzenshiebe
in den Knochen und ein Haufen
Ameisen, die im Rücken laufen,
bellender Husten, Ischialgie,
Ängste, die er kannte nie -
dies und noch mehr heilt Aconit,
drum nimm es überall hin mit!

Ambra grisea

Der Wal im großen, weiten Meer
schwebt leicht dahin, ist er auch schwer,
kann wochenlang alleine wandern
ohne Sehnsucht nach dem andern,
taucht ab, verliert sich in der Tiefe
und sucht doch Nähe, sucht doch Liebe.

Des Wales Sinne sind sehr fein,
daher ist es ihm große Pein,
wenn Musik, Gespräch und und Reize
allzu sehr die Seele geißeln.
Unruhig wird er und muss husten,
so wie halt die Wale prusten,
wenn es in der Brust wird enge
und er taucht aus des Wassers Menge.

Berührung ist für ihn sehr schwer,
denn wo im blauen, kalten Meer
hat man einen Wal geschaut,
dessen Flossen so gebaut,
dass er andere kann umarmen
und mit Kuscheln sanft umgarnen?

Wale betören sich mit Liedern,
streicheln sich, so hin und wieder,
Kopf an Kopf und Bauch an Bauch,
das genügt dann aber auch.
Doch sie bleiben tief verbunden,
hat der Mensch auch nicht gefunden,
welches Geheimnis sie vereint -
einsam, doch niemals allein.
Wer aber tag- und wochenlang
mit keiner Seele reden kann,
wird wortkarg und zieht sich zurück,

empfindet es als großes Glück,
wenn endlich einer kommt, der dann
zugetextet werden kann.
Der Stau, der sich im Kopf gesammelt
wird gnadenlos herausgestammelt
bis das Signal zum Rückzug kommt,
diesem folgt der Wal dann prompt.

Taucht ein Wal zu schnell nach oben,
kriegt er Pfeifen in den Ohren,
ihm wird schwindlig und er spürt,
wie irgendwer das Meer umrührt -
oder warum sollt es sich drehen
anstatt ruhig und still zu stehen!
Der Atem pfeift, das Herze puckert,
bis er wieder untergluckert
und auch die Nase von dem Guten
kann ab und zu recht heftig bluten.

Vielleicht wandern Wale gerne,
betrachten andere aus der Ferne,
weil sie so furchtbar schüchtern sind
und es sie aus der Fassung bringt,
wenn wer könnt sehen, hören, riechen
dass ihre Notdurft sie verrichten!
Lieber verstopft und ganz allein,
als Opfer von Geläster sein!

Wenn dem Pottwal übel wird
und er etwas ins Wasser würgt,
so ist das Ambra – reines Gold,
das den zurück ins Leben holt,
der sich im weiten Meer der Zeit
verloren hat und nun voll Leid
Gesellschaft und auch Nähe sucht,
die ihm doch scheinen wie ein Fluch.
Wer schamlos kuschelt und auch furzt,
dem hat Ambra wohl genutzt.

Apis mellifica

Dem Patienten redlich dienen
kann die gute Honigbiene
bei Schwellungen, die rötlich-hell
sich entwickeln, prall und schnell.
Der Schmerz ist stechend und er brennt,
als ob ne Wespe permanent
genussvoll ihren Stachel bohrt
in den entzündungsvollen Ort.

Durst ist dem Patienten fremd,
auch bei Fieber ist gehemmt
seine Lust nach nassen Dingen,
die andere Leute gierig trinken.
Kann sein, dass ihm der Kehlkopf schwillt
und sich wie zugeschnürt anfühlt,
die Bindehäute schwellen zu,
die Schleimhaut gibt auch keine Ruh,
alles ist dick und rot und brennt
und heftig leidet der Patient,
ist unruhig, mürrisch, aufgebracht,
wenn man ihm warme Wickel macht,
während Kälte deutlich lindert
und weiteren Verdruss verhindert.

Doch nicht nur bei Insektenpein
kann Apis sehr von Hilfe sein -
auch bei schmerzenden Gelenken
immer an die Biene denken,
wenn die Gelenke rot geschwollen,
statt blass-beweglich, wie sie sollen.
Die Schmerzen wandern hin und her,
auch der Patient liebt dieses sehr
und tigert rastlos durch die Stube,
findet einfach keine Ruhe.

Der ganze Körper scheint zu schmerzen
und ihm ist wirklich nicht nach Scherzen,
auch Berührung macht ihn rasend,
man soll ihn bloß in Ruhe lassen -
am liebsten ginge er ins Kloster,
wenn ihn plagt der Herpes zoster
mit rotem Fleck und dicker Lippe
oder wenn ihn mal packt die Grippe.
Der Kopf ist rot, das Fieber steigt,
da ist er wirklich nicht erfreut.

Bei Sonnenbrand und roten Nesseln,
wie etwa nach dem Erdbeeressen,
mit roter Haut und dicken Quaddeln
braucht man nicht zum Notarzt paddeln
hat man Apis stets dabei -
dann sind die Qualen bald vorbei.

Arnica montana

Bei stumpfen Traumen jeder Art
hilft allerbestens Arnica,
besonders dann, wenn der Patient
sein Leiden nicht als solches nennt,
Hilfe verweigert und den Arzt
nach Hause schickt, auch etwas barsch,
denn Mitleid kann er gar nicht leiden
und es ist tunlichst zu vermeiden,
den armen Teufel anzusprechen,
tat auch der Sturz die Knochen brechen,
sind Schultern und Gesäß geprellt
und das Gesicht vom Schnitt entstellt,
fühlt sich der Kerl auch ganz zerschlagen,
sollte es doch niemand wagen
ihn sogar noch zu berühren -
das kann zu Aggressionen führen!

Das Bett ist hart, man kann nicht liegen,
der Kopf ist rot, die Adern schieben
sich blaugerändert durch die Haut,
was nicht gerade schön ausschaut.
Blutstau im Kopf und Schlaganfall,
Lähmung im Arm, die Zunge lallt -
Arnica kann Leben retten,
wird dies auch oft vom Arzt bestritten!
Steigt der Blutdruck auf den Gipfel,
sind zu groß des Herzens Zipfel,
herrscht Schwäche mit gar großen Krämpfen,
muss der Patient nicht lange kämpfen,
wenn ihm das rechte Mittel reicht
der Therapeut, der ihm beweist,
dass Hilfe manchmal nötig ist -
auch wenn im Schock man das vergisst.

Auch den Blutschwamm und die Rose,
Zahnarzt-OP ohne Narkose,
Geburtstraumen wie Zangenbeulen
kann Arnica tatsächlich heilen,
genauso wie die Ischialgie,
die einen fast zwingt in die Knie,
Muskelschmerz und Nackensteife -
es ist schwerlich zu begreifen
wie so ein kleines Pflanzending
dem Menschen so viel Heilung bringt.

Arsenicum album

Blass und schmächtig ist der Kerl,
misstrauisch, ängstlich allemal,
denn überall auf dieser Erde
lauern Keime, die gefährden
seine Gesundheit und sein Glück,
darum zieht er sich gern zurück
in seine zwanghaft reine Welt,
die ihm nicht mal selbst gefällt.

Doch nicht nur Keime sind gefährlich,
denn heutzutag ist niemand ehrlich,
man wird bestohlen und betrogen,
von Räubern nackend ausgezogen,
in seiner Wohnung überfallen
und gezwungen, Geld zu zahlen,
das man aus Angst vor Bankenkrisen
sorgfältig versteckte unter Fliesen,
im Kopfkissen oder im Schrank
für Medizin, falls man erkrankt.

Gesellschaft schätzt er wirklich nicht,
der angstgeplagte Grummelwicht,
doch ganz allein kann er nicht bleiben,
denn er könnt nen Schlag erleiden
und wer holt ihm dann den Arzt,
den er so dringend nötig hat?
Nicht, dass er den Ärzten traut
oder ihren Worten glaubt,
denn sein Leid ist exklusiv,
wie es ein Arzt nur selten sieht.

Und ständig wollen Ärzte Geld,
was ihm so gar nicht gut gefällt,
denn Armut lauert überall
und giert nach seinem Kapital -
wenn er nicht spart und Hunger leidet
und Einkaufszentren tunlichst meidet,
verliert er bald schon Haus und Heim,
lebt auf der Straße ganz allein
und kämpft mit Mäusen und mit Spatzen
um jeden kleinen, trockenen Happen.

Das Essen ist ihm eine Qual -
fast nach jedem kargen Mahl
brennt es ganz fürchterlich im Magen,
die Schmerzen kann er nur ertragen
mit Wärmekissen auf dem Bauch -
heiße Wärme hilft ihm auch
bei Schmerz in Kochen und Gelenken
und man sollte stets bedenken,
dass er ständig Kälte spürt,
auch wenn vor Fieber er vibriert.
Übelkeit und große Schwäche,
verdorb'ne Speise, die sich rächen,
Brechdurchfall und Zungenbrennen,
ätzend sind Nasenfluss und Tränen
bei unserem Freund Arsenicum,
der ständig stirbt, doch nie kommt um.

Ab Mitternacht wird alles schlimmer
und das nicht ganz dunkle Zimmer
füllt sich mit Geistern und Gespenstern,
sie dringen ein durch Tür und Fenster,
stören seinen leichten Schlaf,
er wird ganz blutleer und ganz blass,
muss trinken, doch in kleinen Schlucken,
sonst muss er ja gleich wieder spucken
so wie nach kaltem Obst und Wasser,
das macht den armen Kerl noch blasser!

Sollte der Magen Ruhe geben,
tritt Allergie wohl in sein Leben
und wenn die Bäume sich begatten
liegt er schniefend in den Matten,
die Augen tränen, Asthma pfeift,
bis ihm ganz die Luft wegbleibt,
die Haut ist rissig, rot und juckt,
dass er wie im Fieber zuckt.

Arsenicum ist blass und hager,
manchmal auch nach Hungern mager,
ausgezehrt von Angst und Zwang,
doch kennt der Heiler Gott sei Dank
auch hier das Mittel seiner Wahl
und beendet diese Qual!

Aurum metallicum

Ist Aurum auch nicht wohlgeboren,
fühlt es sich dennoch auserkoren
zum Leid und hohen, edlen Zielen,
zu reinen, heiligen Gefühlen,
will fliegen – hoch und himmelsweit
und ist zu Opfern stets bereit.

Aurum plant zutiefst versessen
jede Arbeit, jedes Essen
bis ins Detail und ganz perfekt
und ist sofort total perplex,
wenn etwas schiefgeht oder nicht
komplett dem großen Plan entspricht.
Der Höhenflug, er endet jäh
und Aurum schreit nun ach und weh,
fühlt sich ganz elend, klagt sich an
weil es ja überhaupt nichts kann.

Es stürzt herab, zerschellt am Boden,
der Mann kriegt Schmerzen in den Hoden
weil einer, der so gar nichts kann
auch nichts leisten darf als Mann.
So plagen denn den Aurumkranken
nicht nur Suizidgedanken -
auch Knochenschmerzen, wandernd, reißend,
ihn beinah in den Wahnsinn treiben.

Wahnsinnig schmerzt ihm auch der Kopf
schräg überm rechten Nasenloch.
Vom Heimatsitz der Nasenwurzel
der Schmerz ihm durch den Schädel purzelt
und an solchen schlimmen Tagen
kann er auch kein Licht ertragen.

Ist Aurum nicht ganz ausgeglichen,
kann es auch Wutanfälle kriegen,
laut und rasend wie ein Stier,
da helfen nur noch Gras und Bier.
Denn wie die Löwengöttin Sekhmet,
die vom Menschenblut nicht satt wird
und rot gefärbtes Bier benötigt,
damit ihr Geist sich bald besänftigt,
braucht Aurum oft den Alkohol
und fühlt sich auch mit Drogen wohl.

Doch auch Musik tut ihm sehr gut
und lindert manchmal seine Wut,
macht ihn traurig, melancholisch
oder zufrieden, sanft und wohlig.
Geht es diesen Menschen schlecht,
beginnt das Leiden oftmals rechts,
bis auf das Klopfen und den Schmerz
dort in der Brust direkt am Herz.
Wenn der Aurum-Mensch nicht froh ist,
kriegt er Angina pectoris,
Bluthochdruck und Kammerflimmern
können den Zustand noch verschlimmern.

Bei wem die Pumpe derart rast,
der findet selten guten Schlaf.
Schlaflosigkeit und dunkle Träume
bringen Aurum dann zum Heulen,
doch nicht wimmernd oder stille
wie die sanfte Pulsatille,
nein – es wird im Schlaf geschrien,
als wär der Teufel selbst erschienen.
Tote Menschen, schwarze Hände
sieht man im Traum und auch an Wänden,
Schlangen kriechen, Tempel brennen,
bis der Messias wird beenden
den ganzen Spuk im Morgenschein -
dann schläft auch Aurum endlich ein.

Erschöpft und ohne jede Kraft
wacht Aurum auf, hat es geschafft,
den Schatten wieder zu entfliehen -
die Hoffnung wird am Ende siegen,
denn vergiss das eine nicht -
wo Schatten ist, ist auch viel Licht.

Belladonna

Belladonna, schöne Frau -
triffst du den Ton nicht ganz genau,
kriegt sie einen roten Kopf,
wird wütend und du armer Tropf
erlebst ihr Rasen und ihr Toben
und du wirst den Heiler loben,
der ihr das rechte Mittel gibt
und sie wieder milde stimmt.

Sie rastet aus, macht dir ne Szene,
bekommt vor Wut schon mal Migräne,
auch Nasenbluten dann und wann,
doch fasziniert sie jeden Mann,
denn ihre Augen sind hypnotisch,
ihre Stimme ist erotisch
und sie bebt vor Leidenschaft,
wenn die auch manchmal Leiden schafft.

Groß ist ihre Fantasie,
sie ist begabt, ist kreativ,
doch manchmal geht es mit ihr durch,
es packt sie Missgunst, Eifersucht
und sie malt sich Bilder aus,
von fremden Frauen, die Zuhaus
mit ihrem Mann in Kissen wühlen,
schnell muss sie ihren Zorn dann kühlen -
Ihr Kopf wird heiß, heiß ist ihr Blut
und wehe dem, der ihre Wut
auf sich zieht mit seinem Handeln -
dem hebt die Welt sie aus den Angeln
und doch verzeiht ihr jedermann,
weil sie so gut küssen kann.

Heiß brennt bei ihr auch das Fieber,
sie schwitzt hochrot so manchen Liter,
spürt großen Durst bei trockener Kehle,
kann nicht schlucken, kann nicht reden,
jeder Ton und jedes Licht
ist unerträglich und sie spricht
von schwarzen Hunden, die sie sieht
wenn sie in ihrem Fieber liegt,
von Träumen, die so wirklich scheinen
als stünde sie auf eigenen Beinen
mitten in einem dunklen Wald,
auf einer Wolke oder halt
in einem Feuer, einem Meer
mit großen Monstern rings umher.

In Wellen kommt das Fieber nun
es scheint, als könne man nichts tun
wenn Infekt und Schmerz und Viren
nun auch greifen nach den Nieren,
die Hände eiseskalt man findet
während sich der Körper windet
unter Schmerzen und auch Krämpfen,
die man kaum vermag zu dämpfen.
Wärme und Ruhe wirken Wunder,
wenn auch der Rachen brennt wie Zunder
und Schmerz in allen Knochen klopft
wie auch im glühend roten Kopf,
der gestern noch so schön aussah
als sie beim Haareschneiden war.

Was plötzlich rot und heiß aussieht,
wo die Entzündung klopft und zieht
ob Pickel, Rheuma, Hundebiss,
eines ist da ganz gewiss -
wer zügig Belladonna gibt,
hat das Leiden bald besiegt.

Bryonia

Wer mit Husten, Schnupfen, Viren -
aus Angst, die Arbeit zu verlieren -
sich schleppt zur Arbeit Tag für Tag,
braucht sicherlich Bryonia.
Wichtiger als die eigenen Qualen
sind auf dem Konto schwarze Zahlen
und auch wenn Fiebergeister tanzen,
redet er noch von Bilanzen,
will keinen Ärger, keinen Streit
und fürchtet doch, dass krank er bleibt.

Mürrisch ist er, nichts ist recht,
kaum isst er, wird ihm auch schon schlecht,
bitter schmeckt ihm jeder Happen,
heißer Umschlag, kalter Lappen -
er weiß nicht, was er mag und will,
mal braucht er Trost, dann mag er's still,
„Bleib bei mir!", „Lass mich allein!" -
Bryonia kann echt nervig sein!

Gastritis von der schlimmsten Art
plagt Bryonia wirklich hart
auch nach Genuss von Sauerkraut,
das Bryonia schlecht verdaut.
Gallenkolik, Schleimhautwüste,
Entzündung in Gelenk und Brüsten,
Schwindel, Kopfschmerz, Muskelkater
quälen den besorgten Vater.

Die Erkältung allerdings
noch größeres Übel mit sich bringt -
der Brustkorb sticht mit großer Pein
immer, wenn man atmet ein,
trockenes Fieber, harter Husten
bringen den Kranken außer Puste,
Lungenentzündung, Stimmverlust -
das Ganze bringt ne Menge Frust.

Mag das Kind mal nicht aufstehen
oder in die Schule gehen,
weil der Kopf so furchtbar schmerzt
ist das vielleicht kein Trick, kein Scherz!
Schmerz, der beim Laufen sich verschlimmert,
bis Paulchen elend schaut und wimmert,
kommt bei Bryonia leider vor
und mindert stark den Lernkomfort.

Kinderbauchweh mit starken Krämpfen
kann Bryonia gut bekämpfen,
auch bei Verstopfungen mit Klumpen
lässt das Mittel sich nicht lumpen
und das Kind wird wieder froh -
im Klassenraum und auf dem Klo.

Ist der Mama morgens übel
schon vor dem ersten Blick zum Spiegel,
verspätet sich einmal die Mens,
ist die Verstopfung gar immens
welche die Schwangerschaft begleitet
und ist die Brust schmerzhaft geweitet,
dreht die Welt in üblem Schwindel
sich um das ungeborene Kindel,
so heilt hier auch die Frau Mama
das Mittelchen Bryonia.

Calcium carbonicum

Geduldig, treu und pflichtbewusst
ist es Calcium eine Lust,
jeden Auftrag anzunehmen,
ohne nach Pausen sich zu sehnen
oder faul sich zu verkriechen,
statt sich den Buckel krummzubiegen.

Wie ein Esel macht er weiter
und die anderen bürden heiter
Last um Last dem Ärmsten auf,
dabei geht er noch mal drauf,
denn er sagt wirklich niemals nein,
kann er für andere hilfreich sein.
Er achtet nicht auf seinen Rücken,
kann er Arbeiten verrichten,
denn der Schmerz gehört zum Leben -
ohne ihn kann es nichts geben.

Er ist auch wie ein Esel stur,
es geht nach seinem Schädel nur,
denn schon zur Zeit der heilgen Bibel
galt er nicht als sehr flexibel,
der Lastenträger, doch als starr
galt sein Gemüt wohl allemal.

In der Fülle all der Lasten
droht der Verstand ihn zu verlassen,
der Geist wird schwach, ist überfordert
von all den Dingen, die man ordert
und er fürchtet voller Pein,
dass er dem Wahnsinn fällt anheim.
Doch weniger Tat ist weniger Geld,
wovon er ja so gar nichts hält,
denn Geld ist Schutz und Sicherheit
in unserer kalten, schnellen Zeit
und Geld braucht man, um all die Pillen,
die der Arzt nach Kunst und Willen
ihm verordnet zu erwerben
und für den Fall, dass er sollt sterben
widmet er sich der Esoterik,
die er versteht, mal mehr, mal wenig,
denn das Lernen fällt ihm schwer,
das kennt er von der Schule her.

Als Kind war er schon etwas teigig,
nicht sehr erfolgreich aber fleißig,
denn für das Leben wollt er lernen,
blieb auch gern daheim im Warmen,
wo das feuchte, kalte Wetter
ihn nicht bringen konnt zum Zittern
und der ständig kalte Kopf
mit Ohrenschmerz und Nasentropf
keine Mütze braucht' aus Wolle,
um vor der Kälte sich zu schonen.

Unter Tisch und Sisalmatten
wähnte er Mäuse, Spinnen, Ratten,
die fürchtet er bis heute noch
wie Krankheit, Hunde, Sturm und Tod
und auch die laue Höhenluft
bereitet ihm gar großen Frust.

Der Aufstieg fällt ihm stetig schwer
ob im Gebirge, bittesehr
oder auf Treppen oder weiter,
auch auf der Karriereleiter
verliert er schnell an Mut und Kraft,
weshalb er auch sehr wenig schafft,
wenn er auch lieb und fleißig ist -
deshalb ist er ja Pessimist,
neigt häufig auch zu Depressionen,
die tief sich in sein Herze bohren.

Rheuma, Muskeln, kalte Füße,
schwache Haut und Lust auf Süßes,
Einnässen im warmen Bett
bis weit über die Pubertät,
Alptraum, Bronchitis, Warzen, Aphten,
die wenig Raum für Freude lassen,
Depression und Nierenstein
dämmen wir mit Calcium ein -
der Esel in die Ferien fliegt
und bald schon in der Sonne liegt.

Cantharis

Als Liebesmittel großer Mist
ist der Käfer Cantharis,
doch in der Homöopathie
benutzen wir das kleine Vieh
in so manchem schweren Fall
und es wirkt absolut genial.

Erstes Mittel ist die Fliege,
wenn einen Sonnenbrand wir kriegen
oder uns die Haut verbrennen,
weil wir im Solarium pennen,
beim Braten in die Pfanne fassen
und auf der Haut sich bilden Blasen,
wenn wir in der Suppe rühren
und uns mit heißem Sud verbrühen
bis sich die Haut in Blasen löst,
hilft Cantharis uns ganz gewiss.

Cantharis ist auch begründet,
wenn sich die Niere mal entzündet,
die Blase krampft und man mithin
nur tröpfchenweise lässt Urin,
obwohl man dauernd spürt den Drang
zum flüssigen Toilettengang.
Es brennt, es brennt in allen Röhren,
die zum Toilettenbecken führen,
auch der Darm, sogar der Magen
können den Patienten plagen -
das Ganze ist oft so entzündet,
dass er das Essen eklig findet,
sogar die Galle macht Krawall
und ist dem Kranken eine Qual.

Manchmal entzünden auch ganz schnell
der Brustkorb und das Rippenfell,
Bauchfell, Kehlkopf, Eierstock
sind schmerzhaft heiß, was für ein Schock!
Mal beißt der Hund auch durch die Hose
und im Gesicht wächst eine Rose,
doch Cantharis hilft gut und schnell
ohne Katheter und Skalpell.

Ferrum metallicum

Eisen, wenn man es erhitzt,
wird rot und glühend, wie ihr wisst -
so geht es auch dem Ferrum-Manne
wie beim Schmied unter dem Hammer.
Rot wird der Kopf, er kommt ins Fließen
bei Arbeit, Aufregung und Wut
wird reichlich sich der Schweiß ergießen,
denn schwitzen kann er wirklich gut.

Und wie der Schmied mit seinem Hammer
schlägt auf das rohe Eisen ein,
so pocht bei ihm – was für ein Jammer -
der Schmerz im Schädel ganz gemein.
Meist an der Schläfe links beginnend
bis hin zur Stirne kriecht er dann,
was auch mit eisenhartem Willen
man schwerlich wohl ertragen kann.
Und mit dem Eisen eigener Treue
muss alle vierzehn Tage nun
der Kopfschmerz wiederkehr'n aufs Neue
und redlich seine Pflichten tun.

Eisen neigt nicht zu großen Sprüngen,
als Sprungfeder vielleicht gerad so,
doch will man sie zum Laufen bringen
sagen die Ferrum-Menschen „NO!"
Denn alles wird dadurch noch schlimmer,
sogar der Schmerz in Kopf und Bauch -
das gibt ein rostiges Gewimmer
und Herzklopfen kriegen sie auch.

Ein eisern Harnisch schützt die Brust
vor Schwertern, Pfeil und Speer,
doch kriegt man darin wenig Luft,
das Atmen fällt sehr schwer.
Eisen ist wenig filigran,
gerad' wie unser Ferrum-Mann -
dessen Gestalt ist eher kräftig
und sein Gemüt ist eher heftig,
so kommt der gute Kerl daher
mal puterrot, mal blutesleer.

Nur wenig biegsam ist das Eisen,
ist es erst einmal abgekühlt
und so erklärt sich auch das Reißen,
das Ferrum in den Knochen fühlt.
Denn ist der Ferrum-Mann gereift,
sind die Gelenke oft versteift -
Arthritis, Schulter, Rückenweh,
dazu noch Krämpf' in Fuß und Zeh
plagen den Ferrum-Menschen sehr,
der Arme hat es wirklich schwer,
denn kalt sind auch noch Händ' und Füße -
wenn sich das nur vermeiden ließe!

Ein wenig Fett hält Eisen jung,
ob Zahnrad oder Marsmobil,
es schützt vor Rost und Alterung,
doch wehe, es ist mal zu viel!
Denn falsches Fett in großen Mengen
bringt Schaden hier und großes Leid,
dringt ätzend, wie mit scharfen Klingen,
in des Eisens Eingeweid'.
Und nach reichen, fetten Mahlen
mit Schweineschmalz und dicker Gans,
plagen den Ferrum-Menschen Qualen
in seinem hochsensiblen Wanst.
Das Essen sucht den Weg nach oben,
dorthin, wo Sterne leuchten hell,
Tag und Magen sind verdorben
eh noch die Teller weggestellt.
Mit großer Hast, doch ohne Schmerzen
eilt er zum Herzelhäusel hin,
lässt flotten Stuhl mitsamt Puperzen
erleichtert dort von hinnen zieh'n.

Eisen ist Krieg, Eisen ist Hader,
Eisen ist blutig und ist Kampf,
dabei bekommt so manche Ader
beim Ferrum-Menschen einen Krampf.
Und in diesem Schlachtgetümmel
kriegt auch die Nase mal was mit,
der Ferrum-Mensch hält sie zum Himmel -
bis dass der Wind die Blutung stillt.

Nun habt Ihr alles fast erfahren,
was den Ferrum-Typen quält -
nun müsst Ihr's Euch im Kopf bewahren,
falls mal so einer vor Euch steht.
Denn wahrlich, Ihr seid keine Elfen,
doch ihr kennt Homöopathie -
Ihr könnt dem Ferrum-Menschen helfen
und bald fühlt er sich wohl wie nie.

Hyoscyamos

Hyos, das ist echt kein Mittel
für Hausfrauen im Blümchenkittel,
eher was für fesche Damen,
die Spaß an ihrem Körper haben
oder ihn verstecken wollen,
weil sie sonst wieder alle grollen,
die impotenten Männerfratzen
und die Weiber voller Neid,
die jeder Frau die Augen kratzen,
die sich in ihrer Fülle zeigt.

Schon als Kinder tanzen sie
gern, doch niemals im Tutu,
lieber nackt und voller Lust -
das macht manchen Eltern Frust
und sie stopfen ihre Kinder
in üppige Baumwollgewänder,
zwingen sie zum Ruhigsein,
woraufhin sie sich verändern
und im Schlaf oft lauthals schreien.

Sie fürchten sich dann vor Gespenstern
im Wandschrank und vor Küchenfenstern,
haben allerlei Visionen
von Menschen, Tieren und Dämonen,
drum hat man früher kurzerhand
die Hyos-Frau als Hex' verbrannt
oder im Wasser gar ersäuft,
weshalb ihr oft ein Schauer läuft
von großem Grauen übern Rücken,
sobald sie Wasser muss erblicken.

Frei und wild fließt bei der Dame
mal der Urin, auch mal der Kot,
was sie erfüllt mit großem Schame
und deutlich mehrt die liebe Not.
Schaden nahm bei manchem Kinde
schon sehr früh die Großhirnrinde -
Delirium, Tics, Schizophrenie,
manchmal aber auch Manie
finden sich bei Arztbesuchen,
doch kann der liebe Arzt nur fluchen,
denn er findet keine Heilung
für diese Art von schräger Peilung.

Wild fluchen, das kann Hyos auch
und wächst die Eifersucht im Bauch,
dann zuckt alsbald der ganze Leib
und wie besessen scheint das Weib.
Einst kam die Inquisition,
heut die Psychiatriestation,
wenn unter Krämpfen, Säuseln, Lachen
sie ständig zupfen an den Sachen,
schreien und mit Tellern werfen,
alles vergessen, sich gebärden
wie ein kleines, trotz'ges Kind,
dem man seinen Bären nimmt.

Etwas in ihnen will heraus,
wandert zur Brust, die Kehle rauf,
ein Schluckauf, den nichts bremsen kann,
befällt die Hyosfrau sodann
und dieser trockene Kitzelhusten
bringt sie oft ganz aus der Puste.
Die Haut ist ganz wie Pergament,
trocken und rissig und sie brennt,
wie damals all die Hexen brannten
auf Scheiterhaufen aller Landen.

Nur eins kann Hyos je beleben -
ein wilder Tanz im Mondenschein
kann sie zur Königin erheben -
nackt und wild und dennoch rein.
Denn ihr Leib ist eine Gnade,
ein Segen von den Göttern selbst.
Es wäre sündhaft, wäre schade,
wenn ungeehrt er einst verfällt.

Ihre Schenkel sind die Säulen
des Tempels, mystisch, magisch, fremd,
ihr Becken eine Opferschale,
in der ein heil'ges Feuer brennt.
Sonne und Mond sind ihre Brüste,
ihr Leib der Schöpfung reines Bild -
ein Heuchler, Leugner von Gelüsten,
wer die Frau eine Hure schilt!

Lac caninum

Ruft man dich als Sanitäter
zu einem Kerl, der wie ein Köter
unruhig und nervös dir scheint,
fast schon hebt das linke Bein
wenn er reichlich pinkeln muss
und doch nicht kann und der Verdruss
seine Laune sehr vermiest
und du ihm im Gesicht ansiehst,
dass er dich gern würde beißen -
dann nicht in die Hosen sch...ssen,
sondern Lac caninum geben
und seine Laune wird sich heben.

Schwindel beim Liegen und beim Gehen,
Störungen sogar beim Sehen,
Kopfschmerz, der die Seiten wechselt
und auch noch im Nacken bretzelt,
all das plagt das arme Wesen
und er möchte bald genesen
auch von dem gelblich-grünen Zeug,
das aus der kalten Nase läuft.
Und auch der Kiefer, wenn er knackt,
versaut im schmerzhaft manche Nacht,
ebenso wie Flatulenz,
Rückenschmerz und Impotenz.

Kann er's nicht mit den Frauen treiben,
muss die Welt darunter leiden
und er beißt jedem in den Arsch,
der ihn stört mit seiner Art -
Typen, die so schwächlich sind,
wimmern und zaudern wie ein Kind,
Typen ohne Mumm und Biss -
die mag er nun wirklich nicht!
Dabei ist er selbst voller Ängste
vor Spinnen, Schlangen und Gespenste
und er winselt wie ein Hund
aus dem trocknen Müffelmund,
will einfach Teil der Meute sein,
heult mit den Wölfen, reiht sich ein.
Ist mal einer streng und stark,
streicht er ihm eifrig um den Bart,
ist unterwürfig, schmiegt sich an,
gehorcht und tut - ein braver Mann.

Probleme macht im ebenfalls
dann und wann der liebe Hals,
entzündet, bis die Mandeln schwellen
und er muss husten, er muss bellen
bis die Luft ihm wird bald knapp
und er allmählich wird ganz schlapp.
Reichlich fließt bei im die Spucke,
doch kann er oft nicht richtig schlucken,
denn der Schmerz, der fleißig wandert,
sieht das mit der Nahrung anders -
kein Bissen geht hier durch den Mund
ohne Schmerzen tief im Schlund.

Schnell erregt die Liebeslust
wonnig Genital und Brust,
doch mit der Liebe ist nicht Scherzen
wenn die schweren Brüste schmerzen
oder die Milch zu lange fließt,
was die Mutter bald verdrießt.
Auch dem Manne schmerzt der Busen
und er könnte reichlich fluchen,
wenn im Brustkorb Schmerzen raufen,
tut er die Treppe aufwärts krauchen
und es hindert sein Entzücken,
wenn von der Brust bis in den Rücken
der Schmerz so wild und reichlich tobt,
dass ihn quält die Atemnot.

Sein Essen will verschlungen sein
und liegt im Magen wie ein Stein.
Jochen, Heinz und auch der Jürgen
wollen es nach oben würgen,
doch der Brocken, der bleibt drin,
ohne Gnade, ohne Sinn.
Durchfall, wäßrig, schmerzlich auch
häufig rumort in seinem Bauch
und auch der Hintern leidet meist
an Hämorrhoiden, fett und dreist.

Der Ischias macht ihm große Sorgen
abends, mittags und auch morgens,
der Schmerz, der wandert hin und her
und das Laufen fällt ihm schwer,
weil die Beine, schwer wie Blei,
nicht mehr so wollen wie dereinst
und auch die Arme und die Finger
tun ihm weh, die blöden Dinger.

Was total verrückt ausschaut,
ist des Ärmsten Achselhaut
voller bräunlich-rauer Schrunden,
sie juckt und brennt und bildet Wunden
und auch der Rest der ganzen Pelle
entzündet häufig und auch schnelle,
was ihn in den Wahnsinn treibt,
doch Lac caninum steht bereit
und macht den Ärmsten endlich heil -
der Retter wohl gepriesen sei!

Lachesis muta

Lachesis ist eine Schlange
und so manchem wird es bange,
wenn er ihr einmal begegnet,
denn sie ist wahrhaftig gesegnet
mit großen Mengen bösen Gifts,
das sie reichlich auch verspritzt
in süßen, fiesen, kalten Worten,
Lügen, Intrigen aller Sorten -
wie ein Wasserfall vom Berg
der Wortschwall von den Lippen perlt.

Unruhig, stetig auf der Hut,
gespornt von großer Angst und Wut,
dass ihr jemand könnt ans Leder,
den vernichtet sie dann eher!
Auch bei Geschwistern, klein und niedlich,
bleibt Lachesis nicht gerne friedlich,
schreckt auch nicht vor Mord zurück,
den sie vertuscht, mit viel Geschick.

Sie fühlt sich schuldig, ganz egal
ob sie was tat – das ist ne Qual,
jede Schandtat gibt sie zu,
nur bei Mord, da hält sie Ruh.
Sie ist die Schlange, ist die Sünde
auf der großen Weltenbühne,
kirchlich verdammt für alle Zeit
für ihre große Weiblichkeit.
An ihrem Leid könnt sie ersticken -
ja, das kommt vom Unterdrücken!

Oh, es ist die Schwangerschaft,
die Lachesis Probleme macht!
Erst ist ihr schlecht und dann – oh Graus -
fallen ihr die Haare aus,
auch die gift'ge Eklampsie
quält beim Mutterwerden sie.
Doch kehren wir zum Kopf zurück,
wo sich auch mal das Auge trübt,
wo die Zunge eifrig zittert,
wenn die Dame ist verbittert
und auch das Schlucken fällt ihr schwer,
sie drückt und würgt dabei gar sehr,
denn der Hals, er ist so dünn
und auch die Organe drin
machen öfter ihr Probleme -
vom Halsschmerz bis zur Rachenlähme.

Eine Kette, gar ein Schal
steht erst gar nicht hier zur Wahl,
denn sie kann doch nichts ertragen,
dort am Hals – nicht mal nen Kragen!
Es zieht und pfeift bei ihr, oh Junge,
mit großer Qual auch oft die Lunge,
Bronchitis, Asthma, Atemnot –
alles ist im Angebot.

Blaurot wird sie im Gesicht,
arbeitet das Herze nicht
mit der alt gewohnten Kraft -
ist es müde, ist es schlapp,
wird Lachesis ein Lebensretter
und kaum ein Mittel kann es besser.

Neben Herzenszyanosen
hilft das Zeug auch bei Psychosen,
Paranoia, Eifersucht,
Borderline und Trunkessucht,
auch bei großem Minderwert
hat sich Lachesis bewährt.

Schlußendlich sei noch gesagt,
dass Lachesis es gar nicht mag,
links zu schlafen - auf der Seite
hausen alle ihre Leiden.

Gesund ist Lachesis echt toll -
wortgewandt, geheimnisvoll,
klug und von charmanter Art,
ein Therapeut, ein Diplomat,
der allen Menschen Freude bringt
und ohne Schuldgefühl sich nimmt,
was erfüllt und glücklich macht
bei Tag – jedoch erst recht bei Nacht.

Lilium tigrinum

Lilium verlangt nach Fleisch
und das in jedwedem Bereich -
kulinarisch, sexuell,
Begehren ist stets aktuell,
doch kann man hier den wilden Trieb
nicht leben, so wie es beliebt!
„Das tut man nicht, so denkt man nicht",
sind Worte, die die Mutter spricht,
der Lehrer, Pfarrer, Dorfbeamte
und schon fühlt sich die Frau als Schlampe,
wenn sie auf ihren Körper hört,
was ihr Erwachen deutlich stört.

Nun straft sie jede Lust mit Pein,
denn sie will keine Hure sein!
Zwischen Verlangen und Moral
entzündet sie oft vaginal,
bekommt Migräne, die so fies,
dass sie ihr Augenlicht eintrübt,
das Herz rast und ist doch gehemmt,
von Eisenfingern eingeklemmt,
Eisenfinger geiler Böcke
die ihr schielen auf die Röcke,
während sie von Keuschheit faseln
und jeden freien Menschen tadeln.

Zwischen Sex und Gotteseifer
hetzt sie weiter, immer weiter,
will etwas tun und weiß nicht was,
weil sie es sofort vergaß -
im Kopf tobt ein Gefühl so wild,
dass es die Ärmste beinahe killt,
sie fürchtet Wahnsinn, Schuld und Tod,
ihre Seele leidet Not.
So zerrissen und benommen,
kann sie nur Schwindel überkommen.

Am Morgen wird sie Durchfall plagen,
sie muss ins Badezimmer jagen,
möchte dringend Kot absetzen,
doch der lässt sich gar nicht hetzen,
nur der Harn, der fließt recht munter,
während im Rektum und darunter
ein Klumpen alles fest verkorkt
und somit das Geschäft verbockt.

Doch auch der Harndrang macht Probleme,
denn die Unterleibsmigräne
heißt Zystitis bei der Dame,
die die Beine drückt zusammen -
denn sie glaubt, dass ihr Uterus
sonst zu Boden fallen muss.

Tendinitis, Hysterie,
Depressionen und Manie -
all das kann eine Frau bekommen,
der die Würde man genommen.
Die Weiblichkeit gibt Stück für Stück
Lilium tigrinum ihr zurück.

Lycopodium clavatum

Lycopodim clavatum
läuft auch gerne mal in Tracht rum,
dünne Beinchen, dicker Bauch,
dünne Haare hat er auch
und trotz Gasen aus dem Darm
hat er doch ne Menge Charme,
umschwärmt die holde Damenwelt,
der es allzu gut gefällt,
wenn er mit sprühend bunten Worten
ihnen erzählt von fernen Orten,
von Reichtum und von Qualitäten,
die andere Männer ja nicht hätten.

Nur Sepia geht das auf den Sender,
denn sie weiß, er ist ein Blender,
eine schreckliche Mimose
mit herzlich wenig in der Hose,
die er mit Hosenträgern hält,
weil ein Gürtel ihn so quält.
Es grummelt, rumpelt, zwickt im Bauch,
Asthma hat er manchmal auch
und das Herz macht ihm zu schaffen,
denn die Weiber, diese Affen,
verhöhnen ihn, wo es nur geht,
weshalb er starke Frauen schmäht
und sie erniedrigt wo er kann -
er ist nun mal ein kleiner Mann!

Die Frau, auf die er doch abfährt,
steht voller Freud daheim am Herd,
pflegt die Kinder, putzt die Wohnung,
kocht dem Gatten zur Belohnung
Mehlspeisen und Kaiserschmarren,
mit Fett und Salz, da muss sie sparen,
auch die dicke, runde Zwiebel
verursacht ihrem Gatten Übel,
es wird ihm schlecht, von rechts nach links
und seine werte Laune sinkt.

Frauen, wenn sie schwanger sind,
verschrecken ihn, denn so ein Kind
heißt Verantwortung zu tragen
und dieses Wort - nicht nur bei Blagen -
verursacht ihm großen Verdruss,
daher macht er zügig Schluss.

Im Job ist er ein feiges Schwein,
schleimt sich beim Chef gehörig ein
mit bunten, großen Zeugnismappen,
will sich die beste Stelle schnappen,
denn harte Arbeit meidet er
und treibt die andern an dafür.

Will Lycopodium glücklich sein,
braucht es den Traditionsverein,
um bei Schnaps, Bier und Pralinen
treu dem Vaterland zu dienen.
Mit Gleichgesinnten Hirsche schießen
und sodann den Sieg begießen,
den Schuss aus sicherer Distanz -
das hebt die Stimmung und den Schwanz.

Denn wie kann der Hirsch es wagen,
so ein Geweih herumzutragen,
das den Weibern imponiert -
und kriegt man ihn schon nicht kastriert,
knallt man ihn ab mit Konsequenz -
was nützt ihm nun seine Potenz!

Vom Kaffee bis zur Tagesschau
wird's dem Ärmsten müd und flau,
das Herz, es schmerzt, der Magen bläht,
Hilfe kommt bestimmt zu spät
und die große Angst wird wach,
denn Ängste hat er nicht zu knapp,
ist als Kind verachtet worden,
wurde als Weichei oft beschimpft,
doch aus ihm ist was geworden,
wenn Vater auch die Nase rümpft.

Im Traum steht er dann manchmal da,
hält eine Rede, auf einmal
ist seine Hose fortgeweht
oder er hat laut gebläht
oder seinen Text vergessen
und dann ist alle Welt versessen,
ihn zu vernichten und zu quälen -
das kann er sich gar nicht erklären,
weil er doch jedem Freund sein will
und er es hasst, dieses Gefühl,
dass er allein sei auf der Welt,
der arme, kleine große Held.

Medorrhinum

In der Hafenstadt Marseille,
wo manchen Mann der Tripper quält,
wohnt der Opa Jean-Marie,
auch ihn quälte die Gonorrhoe.
Dort kam zur Welt sein Enkel Paul,
rundlich, froh und etwas faul.
In den Windeln Paulchens Po
war feuerrot und ziemlich roh,
doch schlief er dennoch gern und viel
auf dem Bauch und auf den Knien.

Schon als Kind beim Buchstabieren
konnt' kaum der Paul sich konzentrieren,
schweifte weit mit den Gedanken
zu den wohlgeformten Tanten,
denen er – wenn es ihm glückte -
auch gern unter die Kleider blickte.
Kleider hängen meist im Schrank,
doch der machte Paulchen Angst,
weil in des Kleiderschrankes Tiefen
oft gemeine Monster schliefen,
die nachts dem Paul viel Sorgen machten,
Grimassen schnitten und laut lachten.

Dann half ihm oft sein Hund Baguette,
den er am liebsten heut noch hätt.
Er liebte Tiere so von Herzen,
doch tat er aus dem Fenster werfen
den kleinen Hamster Nicolette -
zu sehen, ob der fliegen könnt.

Wenn er sich auch kaum Namen merkte,
merkte unser Paul schon früh,
dass unterm Deckbett sich was regte
und sich reckte in die Höh'.
Damit spielte Paulchen gern
und die Zeit war gar nicht fern,
da er mit Mädchen spielen wollte,
wie man es erst mit achtzehn sollte!
Mädchen, Frauen, Männer, Knaben -
an allen tat der Paul sich laben.
Was die Erotik konnte bieten,
das wollte alles er genießen.

Das Essen liebt er ebenfalls
und schüttet dazu in den Hals
kalte Getränke, Schnaps und Wein -
nur gut und reichlich muss es sein!
Kaum reifes Obst und auch Orangen,
danach hat der Paul Verlangen
sowie nach Räucherfleisch und Fisch -
reichlich davon auf dem Tisch
und Paul ist selig, schwelgt und schlemmt,
bis ihn die Verdauung hemmt.

Noch etwas Süßes zum Dessert -
die Rechnung kommt dann hinterher.
Verstopfungen, die sich nur lösen,
kann er sich auf dem Thron anlehnen
und Magendrücken weckt ihn nachts,
so gegen zwei, wenn er gerad ratzt.

Braungebrannt und schrill gekleidet,
von zwei Bodyguards begleitet,
zehn Ringe wohl an jeder Hand,
fährt er im Porsche durch das Land.
Ihm steht der Sinn nach Abenteuer
statt Mindestlohn und Mehrwertsteuer,
er schafft sich eine eigne Welt,
wo sein Wort als Gesetz nur zählt,
wo er bekommt, was ihm beliebt -
Weiber, Kunst und Kokain.
Bist du sein Freund, so gibt er dir
Brillantenschmuck in Klopapier,
steckt dir Dollars in die Taschen
und lässt vom Kaviar dich naschen -
geizig ist er wahrlich nicht,
egal, welches Gesetz er bricht.

Von allem gönnt er sich zu viel
und dennoch bleibt so ein Gefühl
von Leere und von tiefer Trauer -
das kostet Paul 'ne Menge Power.
Seine ganze Energie
geht dann flöten irgendwie
und er, der sonst die Nacht durchtanzt,
sich dann in seinem Haus verschanzt,
apathisch in der Ecke wimmert
während im Kopf Migräne hämmert
mit einer Aura, schmerzhaft schön,
als würd' man durch Kristalle sehen.
Und sein Wesen, sonst so spritzig,
wird plötzlich dumpf und stumm und winzig.
Paul lebt eben ganz extrem,
doch ist das wenig angenehm.
Scheint ihm alles trüb und schwer,
fährt Paul sehr gern ans weite Meer,
wo kühle Luft und nächtlich Schwimmen

ihn bald wieder zu Kräften bringen.
Auf Enge hat er keine Lust,
die schafft ihm Enge in der Brust
mit Atemnot und Herzbeschwerden
muss allzu oft er fertig werden,
doch am Meer fühlt er sich wohl
trotz fettem Fleisch und Alkohol.

Doch kommt die Reue mit den Jahren,
was unser Paul nun schmerzlich spürt.
Arthritis, Juckreiz, dünne Haare -
so kriegt man keine Frau verführt!
Und dann der Schmerz beim Wasserlassen,
die Warzen dort am besten Stück!
Er muss wohl von den Lastern lassen
und zieht ins Kloster sich zurück.
All die vielen tausend Sünden
formen zu einem Schatten sich,
als ob dort hinterm Rücken stünde
ein Henker oder Strafgericht.

Still und ruhig wird der Mann,
tauscht Whisky gegen Messwein ein,
liest in der Bibel stundenlang
und will fortan ganz artig sein.
Er wettert gegen Lotterleben,
Unzucht und die Völlerei
als hätt's bei ihm das nie gegeben,
als ob er selbst ein Heil'ger sei.
Hätt Medorrhinum er genommen,
gemäßigt seinen Hochgenuss,
wär alles anders wohl gekommen,
doch mit der Freude ist nun Schluss.

Mercurius

Siehst du einmal jemand gähnen
mit wundem Zahnfleisch, schiefen Zähnen,
der aus dem Munde mächtig mieft
und dem der Speichel munter trieft -
dann denke an Mercurius,
auch wenn zu allem Überfluss
die Augenbrauen wild noch wuchern
und der Kerl tut mächtig fluchen,
denn seine Wut, die ist immens
und er brennt, er trotzt und kämpft,
Gerechtigkeit ist im sehr wichtig,
dafür kämpft er, und das richtig.

Ein Kampf ist auch der Gang aufs Klo,
da wird der gute Mann nicht froh,
weil er da nicht fertig wird,
Urin und Kot sind blutverschmiert,
manchmal ist Eiter auch dabei,
wie soll man da noch fröhlich sein?

Schon als Kerl von jungen Jahren
konnte aus der Haut er fahren,
denn Aknepickel, groß und eitrig
zierten sein Gesicht schon zeitig,
zu zeitig kommt er immer noch,
was Damen wenig Freude macht.

Fahrig ist er auch noch heute
und das ärgert manche Leute,
weil ständig er in Eile ist,
halbe Sätze ganz vergisst
und wirkt, als sei er dumm wie Stroh,
dabei ist dem gar nicht so!
Keine Ruh zum Meditieren -
er könnte sich suizidieren,
sich im Alkohol ertränken
oder sterben, fahnenschwenkend,
auf irgendwelchen Barrikaden,
für die Revolution sich schlagen,
denn Konventionen mag er nicht,
der alte, wilde Bösewicht.

Mit ihm kann schwer man nur verhandeln,
es sei denn, die Rachenmandeln
schwellen wieder eitrig an,
so dass er nur noch schweigen kann -
alles wird durch Wärme schlimmer,
ob im Bett oder im Zimmer,
doch auch die Frischluft, feucht und kühl,
sorgt für wenig Wohlgefühl.

Kaltes Wasser, Brot mit Salz -
mit Butter, nicht mit Gänseschmalz,
stillen sein großes Fraßverlangen,
auch wenn Zahnabdrücke prangen
auf der Zunge und manch Zahn
stinkt wie alter Lebertran.
Er trinkt auch gerne kaltes Bier,
spricht er danach auch im Delir,
Kaffee kann er gar nicht leiden
und wird ihn daher tunlichst meiden.

Er schwitzt, obwohl ihm kühle ist,
geht früh davon, vermisst sein Nest,
spielt mit dem Tod und fürchtet ihn -
das kann man nur sehr schwer versteh'n.
Ständig bei feuchtem, warmem Wetter
die Haut ihm fast vom Körper blättert,
juckt und brennt und rötet sich,
dass bei dem Manne fast ausbricht
der Wahnsinn, den er mehr noch fürchtet
als der Teufel Papst und Kirche.
Erlös den Kerl von diesem Bann
und biet Mercurius ihm an!

Nux vomica

Ein Meeting hier, ein Briefing da -
das alles liebt Nux vomica,
denn Arbeit ist ihr ein Vergnügen,
nie genug kann sie da kriegen.
Keiner ist besser, zäher schneller,
da bleibt das Frühstück auf dem Teller,
während Kaffee in Strömen fließt
und es nach Zigaretten riecht -
Betäubungsmittel jeder Art
Nux vomica gern um sich schart.

Nach der Arbeit hoch die Tassen,
irgendwie den Stress rauslassen,
sie säuft und ackert wie ein Mann
und das Handy, das bleibt an,
denn man muss erreichbar sein,
selbst bei Musik und Kerzenschein.
Auch beim Sex zu schnell, zu viel,
es bleibt ein mulmiges Gefühl
von tiefer Leere, die sie dann
auch nicht mit Essen stopfen kann.

Wenn morgens dann der Kater ruft,
erkennt man die Tablettensucht,
denn jeder Schmerz, ob groß ob klein,
muss umgehend behoben sein -
dann kann man wieder weitermachen,
ohne auf sich selbst zu achten,
auch wenn der Magen schmerzt und drückt,
als ob da ein Stein drin liegt,
Sodbrennen macht sich heftig breit,
doch Madame hat keine Zeit.

So ist's auch um den Stuhl bestellt,
der mit Verstopfungen sie quält -
damit das nicht die Arbeit hindert,
ist der Stuhldrang stark gemindert,
bis die Sache explodiert
und aus Verstopfung Durchfall wird -
wer mit Junkfood und Tabletten
die Därme quält, ist kaum zu retten,
so leidet sie denn Höllenqualen
auf ihrem Weg zur Chefetage.

Wahrlich, es empfiehlt sich nicht,
dass man sie mal laut anspricht,
die Zeitung knistert, Teller klappern,
Kinder in der U-Bahn lachen,
denn sie wird sehr schnell ungehalten,
die Stirn legt sich in Zornesfalten
und sie wird rasend, brüllt herum,
dass nach so hartem Studium
und bei der Arbeit, die sie bringt,
niemand auf sie Rücksicht nimmt.

Das Gemüt ist selten kindlich,
sie ist launisch und empfindlich
auf Kritik und Zugesluft,
ist schnell erkältet und verschnupft,
friert leicht und mag kein Licht,
keine Berührung im Gesicht,
denn sie ist eine harte Nuss,
die sich durchs Leben kämpfen muss
und nur wo Reibung ist, gibt's Wärme
für's Gemüt und für die Därme.

Was sagen Sie, ist das ein Leben,
nach dem es sich lohnt zu streben?
Sind Magenschmerz und Einsamkeit
tatsächlich der Trend der Zeit?
Ist es die Mühe wirklich wehrt,
dass man sich für den Job auszehrt
und nichts bekommt als kaltes Geld -
ist das für Sie der Sinn der Welt?
Die Antwort ist nicht einmal JA,
drum nehmen Sie Nux vomica!

Phosphorus

Träumt ein Mensch sehr oft vom Fliegen,
muss er vielleicht Phosphor kriegen,
insbesondere wenn Würmer
durchs Bild hier kriechen oder Stürme
mit Flut und Feuer darin toben
oder Geister, vielleicht Gnome
darin erscheinen, wahr und echt,
ist dem Patienten Phosphor recht.

Hoch gewachsen, blass und schlank
ist der Patient, wirkt sogar krank,
sein Kopf tut weh, die Nase blutet,
die Brust ist eng, der Arme hustet,
aus den Augen fließen Tränen,
bei Dämmerlicht kann er nichts sehen,
es blitzt im Sichtfeld, dann und wann,
was sehr nervig werden kann.

Ständig muss der arme Mann
etwas trinken, denn er kann
sonst nicht sprechen ohne Husten,
ohne Japsen oder Pusten,
denn schnell wird ihm die Kehle trocken
und er fällt auch von den Socken,
wenn große Schwäche ihn gar plagt
oder an ihm der Hunger nagt.
Bauchweh und Durchfall - auch mal blutig -
haben ihn schon oft entmutigt.

Und kommt's im Bett zum Liebesspiel,
macht der Samen was er will,
er kommt beim Vorspiel, kommt zu früh,
was den Herrn etwas betrübt,
doch singt er keine Klagelieder,
denn ganz schnell kann und will er wieder.

Bei der Frau sind die Symptome
eher Uterusmyome,
es wächst der Krebs in ihrem Schoß
und beschert dort viel Verdruss.
Auch der gewünschte Kindersegen
fehlt recht oft in ihrem Leben -
Phosphor lässt sie wieder hoffen
auf Windelduft und Breichen kochen
und es kann dem Kindlein helfen,
wenn die kühlen, sanften Elfen
es aus dem Leben locken wollen,
um mit ihm herumzutollen
in einer Welt, so licht und schön
wie Sterbliche sie nie geseh'n.

Elfen, Geister und Gespenster
sieht Phosphorus nicht nur am Fenster,
er kann sie hören, kann sie sehen
und fürchtet sie - das ist nicht schön!
Erleuchtet und der Liebe voll
gibt man ihm bald schon Rohypnol,
denn dass mit ihm auch Engel sprechen
muss die Psychiatrie ja rächen!

Ein donnerndes Aprilgewitter
lässt ihn stets total erzittern.
Auch im Alltag schüttelt ihn
ein Zittern, Krampfen und ein Zieh'n -
Tremor, MS, Epilepsie,
bessere Hilfe gab es nie
als Phosphorus, den guten Geist,
den man auch zu schätzen weiß
bei Zahnschmerz und bei Zahnfleischbluten,
Skoliose, Schmerz und morschen Knochen -
auch dafür braucht man nichts zu kochen
aus Mäusedreck und Krötensud -
denn Phosphorus hilft wirklich gut!

Platinum

Das Gespräch wird interessant
ist die Patientin arrogant,
gut gekleidet, edel, schlicht,
wenn sie gewählt und kühle spricht
als sei sie eine Fürstin gar
oder die Ehefrau vom Zar -
dann kann es sich, beim Schlafeswandeln,
um einen Fall von Platin handeln.

Der Traumprinz muss den Drachen töten,
sonst ist bei ihr nix zu löten,
er muss bei des Kampfes Hitze
strahlen und siegen, doch nicht schwitzen,
muss Humor und Kohle haben
und die Frau auf Händen tragen,
sie verstehen, doch nicht zu sehr -
sonst ist er ja kein Mannsbild mehr!

Kann ein Kerl nicht Traumprinz sein,
bleibt sie lieber ganz allein,
weint auf ihrem hohen Ross,
denn so tragisch ist ihr Los!
Sie sehnt sich nach Geborgenheit,
Berührung, Lust und Zärtlichkeit,
doch wehe dem, der nah ihr kommt
auf ihrem kalten, edlen Thron!

Da ist noch so ein Problem,
das ist auch gar nicht angenehm,
wenn sich in ihrem Unterleib
statt Liebeslust macht Kälte breit -
Kälte, die zu Krämpfen führt
nicht nur, wenn sie menstruiert,
nein auch beim Geschlechtsverkehr
empfindet sie nichts Schönes mehr,
wenn die Labien grausig jucken
und in wilden Krämpfen zucken
die Muskeln ihrer Weiblichkeit -
das ist wirklich tiefes Leid!

Auch der Darm wirkt wie vereist,
besonders, wenn sie mal verreist
und unbekannte Köstlichkeiten
ihr dann große Pein bereiten -
der Darm erstarrt, der Stuhl hängt fest,
egal wie lang die Arme presst
und die ganze Sache klebt,
was man schwerlich nur erträgt.

Wenn im Bauch mal Ruhe ist,
schmerzt der Kopf dann ganz gewiss
als ob ein kalt-metallenes Band
sich enge um den Schädel wand,
doch nicht nur um den stolzen Kopf
mit seinem langen, schlichten Zopf
legen sich des Schmerzes Bande -
auch hinter des Bauches Wande
fühlt sich so mancherlei Organ
wie mit Schmerz umwickelt an.

Krampft der Magen, ist ihr schlecht,
erfolgt zumeist auch viel Gebrech,
doch der Appetit bleibt munter
und so bringt sie doch herunter,
was edel und auch teuer ist
und nicht, was auch der Pöbel frisst.
Kalbfleisch aus der Billigtheke
erregt bei Platin großen Ekel,
den sie dann gerne runterspült
mit viel Getränk, gern eisgekühlt.

Ein mollig warmer Innenraum
ist für sie ein wahres Grauen,
auch kriegt man leicht eine verpasst,
wenn man ihr an den Körper fasst.
Langes Sitzen und der Abend
machen Platinfrauen rasend,
genau wie schwankende Hormone
und Wallung in der Geisteszone.

Kühle Luft, sanfte Bewegung,
Vermeidung von zu viel Erregung
helfen dagegen wunderbar
und so kann's geschehen gar,
dass Platin bald geheilet ist,
Sex und la vie entspannt genießt.

Pulsatilla praetens

Auf den seichten Bergeshöhen,
wo die sanften Kühe stehen,
wohnt das Liesl, brav und froh
mit reichlich Brust und rundem Po.
Sie trägt ein fesches Dirndlkleid,
blaue Augen blicken weit
nach dem strammen Jägersmann,
mit dem man so schön kuscheln kann.
So jodelt sie durch's Höllenloch
„Schatz – liebst du mich auch immer noch?"
und der Jäger ruft zurück
„Sicher doch!" - was für ein Glück!

Ihr blondes Haar, es weht im Wind,
die Liesl kriegt schon bald ein Kind
und wenn's ihr auch mal übel wird -
das Liesl freut sich unbeirrt.
Selbst wenn des Krampfes blaue Ader
nun über ihre Waden zieht,
mag das Mädel gar nicht hadern
und träumt vom bald'gen Mutterglück.

Zwischen Heu und Edelweiß
wird's dem Liesl öfter heiß -
die frische Luft tut ihr dann gut
und kühlt der prallen Wangen Glut.
In der Schule war es schlimm -
immer in dem Schulhaus drin
bei dicker Luft und ödem Stoff
dröhnte Liesl oft der Kopf.

Oft kam dazu auch noch der Schnupfen,
dick und gelb wie Buttertupfen,
dann zog es mal im Mittelohr -
auch das kam oft beim Liesl vor.
Doch Fieber hat sie nie bekommen
und auch der Durst war nie sehr groß,
das hat der Doktor krumm genommen,
der fragte stets „Was ist nur los?",
wenn Liesl Augen wieder klebten
als wär' Vanillepudding drin
oder sie Rückenschmerzen quälten,
dann graute ihm vor diesem Kind.

Denn von der Homöopathie
hörte dieser Doktor nie
und kannte Pulsatilla nicht -
in diesem Fall ein armer Wicht!
Auch bei gefühlten Wasserschauern
auf Liesls zarter Rückenhaut,
hatte er nichts als sein Bedauern,
kein Pülverchen und auch kein Kraut!

Doch nun macht Liesl eine Jausen
wo Murmeltier und Gemsen hausen -
bei Butter, Brot und süßer Sahne
träumt sie von ihrem Jägersmanne,
dem sie so gerne Kuchen bäckt
und Blumen an den Hut dransteckt.
So wichtig wie des Pfarrers Messe
ist dem Liesl auch der Käse
und ein Glas Milch im Abendschein
muss für das Liesl täglich sein.
Doch ist zu reich gefüllt der Magen,
hört man Liesl weithin klagen,
nichts bringt Linderung ihr dann
als reichlich Trost vom Jägersmann.

Ein Rehkitz hört man leise wimmern,
das Liesl schnell zum Tierlein rennt,
denn kann sie sich um jemand kümmern,
ist sie in ihrem Element -
pflegen, trösten, Fläschchen geben,
das ist wahrlich Liesls Leben!
Scheidet mal ein Tier dahin,
ist das für Liesl erstmal schlimm;
doch findet schnellen Trost die Maid,
wenn wieder irgendwo was schreit.

Barfuß streift sie durch die Wiesen,
denn ihre Füße sind so heiß,
heiß wie ihre innig Liebe
zu Jägersmann und Edelweiß.
Müde von des Tages Lasten
legt sie im weichen Gras sich hin,
um selig auf dem Bauch zu rasten,
was ja nicht geht – wegen dem Kind!
So dreht sie sich auf ihren Rücken,
streckt die Arme über'n Kopf,
schaut zum Himmel voll Entzücken
und träumt von einem Zwiebelzopf.

Ein Zwiebelzopf – was soll denn das?
Hat der Wahnsinn sie erfasst?
Vor dem hat Liesl große Angst
und auch vor Spiegeln und dem Mann,
der nachts in fremde Häuser klettert,
Schmuck klaut und Geschirr zerdeppert.
Das trübt des Liesls Stimmung schwer,
die Stimmung schwankt bei ihr gar sehr
und sorgt sie sich um Kleinigkeiten,
muss sie oft und heftig weinen.
Dann hilft nur noch des Jägers Trost
und dick bestrichener Buttertoast.

Sepia officinalis

Wenn du dich einmal verliebst
und eine Sepia-Frau abkriegst,
braucht du Geduld und List und Tücke,
denn manchmal ist sie eine Zicke.
Groß und schlank, mit dunklen Augen,
kann sie den Verstand dir rauben
auch wenn die Bluse, wenn der Rock
mit herzlich wenig Reizen lockt.

Deutlich auf dem Nasenrücken
tut ein gelber Fleck entzücken,
der sieht einem Sattel ähnlich -
das ist spannend, weil ja nämlich
Sepia-Frauen gerne reiten
auf Pferden an des Meeres Weiten.
Doch Pärchensport auf Bettmatratzen
bringt die Dame glatt zum Kotzen,
während sie Tanzen gerne mag,
doch keinen Walzer, Humptata,
auch keine Polka mit Berühren -
davon kriegt sie echt Geschwüre,
es blüht der Herpes an den Lippen -
wie gut, dann kann sie keiner küssen!

Denn auf die geile Männerwelt
ist sie nicht gut eingestellt.
Beim heißen Lover aus Italien
streiken ihre Genitalien,
krampfen sich und wollen fort
an einen männerfreien Ort,
darum kreuzt sie auch stets die Beine,
dass auch alles drinnen bleibe,
was aus des Leibes Unterwelt
dann und wann nach draußen fällt.

Leider, wenn sie schwanger wird
kann's sein, dass sie das Kind verliert.
Das ist traurig, doch die Kleinen
kann sie sowieso nicht leiden,
fühlt sich gefordert und verarscht
von der ganzen Kinderschar,
brüllt sie an, mit ganzer Kraft
während sie Abendessen macht.
Essen ist so eine Sache -
da liebt sie dunkle Schokolade.
Sie isst und isst und isst und doch
bleibt im Magen so ein Loch,
aber hintenraus im Rektum
hängt ein unsichtbarer Kloß rum.

Giftig wie eine Hyäne
wird sie nicht nur bei Migräne,
doch wenn links über dem Auge
die Schmerzen krachen wie ne Pauke
denke ich, dass man versteht,
dass es der Dame dreckig geht.
Immer wenn sie richtig leidet,
tut sie das auf der linken Seite -
am Nachmittag und auch am Meer
hat Sepia es besonders schwer,
nur körperliche Tätigkeit
lindert nachhaltig ihr Leid.

Die schroffe, kalte, fiese Zicke
hat Risse in der Unterlippe
und ist - man hält es kaum für möglich -
zu jeder Menge Tränen fähig,
heult laut und viel, doch ohne Grund,
wie am berühmten Schloss der Hund.

Geht es ihr dann wieder gut,
schöpfe nicht so zügig Mut,
denn nach achtundzwanzig Tagen
kehren sie wieder, ihre Plagen.

Silicea

Silicea ist zwar spröde,
doch keinesfalls als Mittel öde,
denn in der kühlen Hülle drin
stecken tausend Energien -
kreatives Chaos pur,
doch liegt es nicht in der Natur
von Silicea, so zu leben
und alles von sich preiszugeben,
denn man würde ja vergehen
und nie wieder auferstehen
wenn die Gefühle und die Schwächen
einmal aus dem Käfig brächen.

Schmächtig, blass, ja sichtbar kaum
betritt die Dame jeden Raum,
dezent gekleidet, fällt nicht auf,
nimmt dafür Einsamkeit in Kauf.
Aufmerksamkeit oder Berührung,
heiße Worte der Verführung
kann sie gar nicht gut vertragen
und es platzt ihr schier der Kragen,
doch die Wut hält sie im Zaum,
lebt dies Gefühl dann nur im Traum,
wo Räuber, Biester und Gespenster
in jenem hellen Seelenfenster
ihr zeigen, dass sie sich beraubt,
sich Freude und Bestimmung klaut,
wenn sie ihr Träumen, ihren Geist
in einen dunklen Kerker schmeißt
in welchem sie sich selbst verbirgt,
bis ihre Seele langsam stirbt.

Der Kopf, er ist ein Feld der Schlacht,
wo der Schmerz mit aller Macht
sich ausbreitet und voller Pein
schnürt den armen Schädel ein,
während vom Hinterhaupte dann
der Schwindel ebnet sich die Bahn -
fast ohne jede Gegenwehr
verbreitet sich Morbus Menière,
die Nebenhöhlen sind verstopft
und in der Stirneshöhle klopft
eitriger Schmerz und auch die Ohren
kann das Schicksal nicht verschonen -
wieder und wieder schmerzt es dann
in des Mittelohres Gang.

Neben Schwindel und Migräne
quälen dann auch noch die Zähne -
sie wachsen langsam, brechen schnell,
das Zahnfleisch schwillt sensationell
und wenig Spaß beim Kuss empfindet,
bei dem der Mund ist stets entzündet.
Wenig Spaß und Freude machen
die dicken Mandeln tief im Rachen -
stechend schmerzhaft sie da liegen
als würd' man sie mit Nadeln pieken.
(Nadeln, nebenbeigesagt
machen Silicea Angst)

Dazu kommt noch ein Hustenreiz,
der ihr fast die Brust zerreißt,
zäher Auswurf, klar mit Eiter,
kommt des Morgens stet und heiter,
auch am Tage hie und da,
doch nie des Nachts – wie sonderbar.

Wer einen vollen Puls erwartet,
hat das falsche Pferd gestartet -
Siliceas Puls ist flach,
rasend, unstet, ungemach
und auch das Blut ist eher dünn,
mit zu wenig Erys drin.

Weiter unten dort im Bauch
tobt die Seuche schließlich auch -
Magenschmerzen, schlimm und schlimmer
können sie nicht daran hindern
doch zu futtern ohne Ende -
da ringt jeder Arzt die Hände!
Der Darm entzündet und verstopft,
doch wer an dieser Stelle hofft,
dass Durchfall dafür ferne bleibt,
der hat die Sache ganz verpeilt -
denn bei jedem kalten Wind
rennt der Patient zur Schüssel hin.
Divertikel ohne Ende
zieren hier des Darmes Wände
und der Stuhlgang fühlt sich an,
als wär'n am Haufen Splitter dran.

Doch auch urogenital
wirkt Silicea ganz genial
Bei Abszessen und Fissuren,
Pickeln und Eierstockblessuren,
fieser Mens und Übelkeit
bei Schwangerschaft die ganze Zeit -
nicht die Mens, doch Magenübel
steht in des Heilbehandlers Bibel
bei Silicea breit und dick -
das Mittelchen ist wirklich schick!

Blass, wie von Raureif leicht bedeckt
wirkt die Haut, doch nie verdreckt
und jeder Pickel, jeder Riss
entzündet sich und eitert fies,
heilt langsam ab und bildet Narben,
die dann und wann die Laune haben
wehzutun und zu sich röten -
ist das denn wirklich so vonnöten?
Fingernägel brechen ab,
die Haare auch, und nicht zu knapp,
Fußnägel wachsen sogar ein -
der Patient, ein armes Schwein!

Der Schweiß in Siliceas Füßen
kann die Hausfrau sehr verdrießen,
ist furchtbar sauer, ätzend gar,
zerfrisst an Socken manches Paar.
Das erklär mal der Mama
die Tag um Tag und Jahr um Jahr
sich wundert, welche Höhlentrolle
sich nähren von der Socken Wolle
und diese zahlreich schwinden lassen -
das kann doch wirklich keiner fassen!

Nicht einmal zum Brühe kochen
eignen sich Siliceas Knochen,
sagte mal ein Kannibale
in einem bunten Klatschjournale.
Die Dinger brechen, treiben auf,
bilden Ödeme gar zuhauf,
die Wirbelsäule ist so steif,
biegt sich in keinen Kochtopf rein
und auch die Muskeln drum herum
sind nicht gerad von großem Ruhm.
Doch mal im Ernst, kein Mensch je neidet
den Schmerz, den Silicea leidet -
Arthritis, Rheuma, Bechterew
geht man doch lieber aus dem Weg!

So, nun bleibt Ihr doch verschont
von noch so manchem Leitsymptom,
habt aber eine Übersicht,
an was es Leuten so gebricht,
die von Euch Silicea brauchen,
damit sie bald schon schmerzfrei laufen.

Staphisagria

Zittert ein Mensch in stillem Zorn,
hilft ihm vielleicht der Rittersporn,
wenn er sogar ganz ritterlich
auf Lust und Liebe ganz verzicht'
und sich verzehrt nach einer Holden,
die ihm nicht mal würde folgen,
wenn er hundert Millionen hätte
und aus Gold ein Himmelbette.

Bleich und müde sieht er aus,
der Ritter vom verfallenen Haus,
edel, gar zurückgezogen -
er ist wahrhaftig auserkoren,
in stiller Würde tief zu leiden
auch unter Augenringen, breiten,
entzündeten und trockenen Augen,
die zum Flirten gar nicht taugen,
und schmerzhaft bröseligen Zähnen -
daher tut er sich sehr schämen.

Die Haut, sie juckt, ist rot und trocken
und er ist ganz von den Socken,
wenn auch hinter der Ohren Flügel
der Juckreiz tobt, der olle Flegel
und die Knochen schmerzen halt,
ist das Wetter feucht und kalt.
Manchen Tags hört man ihn klagen
über seinen schlaffen Magen,
der ihm oft Probleme macht
ganz egal ob Tag, ob Nacht.

Ansonsten kennt die Heilerkunde
den Rittersporn bei tiefen Wunden
von Schnitt und Stich, doch auch bei solchen,
die verursacht sind von Strolchen,
welche die Liebe ganz verschmähen
oder halt gar nicht verstehen,
warum man so enttäuscht sein kann
von einer Frau, von einem Mann,
der lieber säuft am Kneipentresen
anstatt daheim ein Buch zu lesen,
von Rilke oder Thomas Mann,
romantisch mit morbidem Charme.

Weiterhin kann's Gutes tun
bei Blasenschmerz im Honeymoon -
immer wenn die Lanze sticht,
im Blasenraum der Schmerz ausbricht,
auch beim Gefühl, der Unterleib
hängt so, dass er am Boden schleift
sowie bei jeglichem Verdruss
mit Vorfällen des Uterus.
Ein Mittel großer Kompetenz
ist es auch bei Impotenz!
Egal ob Männer oder Frauen,
sie können auf den Sporn vertrauen,
denn er macht – das ist kein Witz
auch verklemmte Wesen spitz.

Den Rittersporn man oft verschrieb
bei Folge von viel „Handbetrieb".
Schon beim Kind ruhen die Hände
nicht gern im Licht, so dass am Ende
Geschlechtsorgan und Handgelenk
schmerzhaft und geschwollen sind.
Und kommt der Satz „Das tut man nicht!",
brennt sich ins Hirn dem armen Wicht,
dass Sex und Lust in Windesschnelle
die Seele führen in die Hölle -
aus ist's mit freiem Spaß am Fühlen
und in den Kissen tut er wühlen
höchstens nach einem Taschentuch -
zu viel Moral ist echt ein Fluch!

Der Kopf ist schwer und braucht die Stütze
der Hand am Kinn, die sonst nichts nütze,
das Denken fällt auch manchmal schwer
und Worte treffen wie ein Speer,
alles verletzt, verhöhnt und sticht!
Ehre, Würde, Treue Pflicht
sind Werte, die man tritt mit Füßen,
der Patient muss dafür büßen -
keiner versteht ihn, nimmt ihn ernst,
er fühlt sich von der Welt entfernt.

Ja, er hält gar treu zur Fahne
und auch die Staphisagria-Dame
wartet auf den geliebten Mann,
denkt voller Liebe dann und wann
an ihn und träumt von heißer Liebe,
fühlt im Traum die schärfsten Triebe -
versagt sich am Tag jedes Vergnügen,
bis sie sich in den Armen liegen,
vereint in ritterlicher Minne -
und in diesem ganzen Sinne
hoff ich, Ihr versteht das Wesen
und der Patient kann bald genesen.

Stramonium

Bringt die Frau den Mann fast um,
braucht sie vielleicht Stramonium,
wenn sie schlägt und beißt und würgt
und dabei immer wilder wird,
die Augen aufreißt und laut brüllt
mit rotem Kopf und großer Kraft
wäre das Mittel angesagt,
bevor noch Schlimmeres passiert
und der Arzt sie einkassiert.

Dabei ist sie sonst ohne Arg,
denkt nichts Schlimmes, ist sogar
eine fürsorgliche Mutter -
alles scheint bei ihr in Butter,
bis die Wut mit einem Mal
hervorbricht wie ein Wasserfall.
Eifersüchtig ist sie schon
und schwätzt sehr viel, mit lautem Ton,
lacht hysterisch, kreischt und flucht,
dass mancher wohl das Weite sucht,
der sie nicht kennt und nicht versteht,
was in der Seele vor sich geht.

Als Kind schon schrie sie nachts im Schlaf,
träumte, dass das achte Schaf
von den neunen, die sie zählte,
sie ansprang und dann furchtbar quälte
und als die Mutter kam zum Trost
befürchtete sie sogar Mord -
die Mutter könnt sie ja ersticken,
statt sie zu herzen und zu drücken.
Sie zuckte heftig oft beim Träumen
mit den Armen und den Beinen,
zog Grimassen, biss die Zähne
zusammen wie eine Hyäne.

Dem Tode nahe war sie nur
als man sie beinah überfuhr
mit dem Bus, der früh um zehn
die Kinder bracht' zum Badesee.
Doch der Schreck war sehr immens
und alles, was wie Wasser glänzt
oder der Lack vom Autobus
bereitet ihr bis heut Verdruss,
so wie sie seit dieser Stunde
Geister fürchtet und auch Hunde.

Der Zustand wird sehr gruselig
bei Fieber, Kopfschmerz, Sonnenstich,
da kommen auch die Konvulsionen
und die Ärmste muss sich schonen,
denn das Herz kommt aus dem Takt,
die Atmung macht ein wenig schlapp
und das Stottern, das verschwunden
seit sie nen Therapeut gefunden,
kehrt zurück und bricht heraus
und der Durchfall tut es auch.

Der Mund ist trocken, feucht die Hose,
sie spielt sich gern mal an der Dose
und ihr Partner hat es schwer -
sie fordert viel und spricht vulgär,
was der Romantik Abbruch tut
und steigert ihre große Wut,
was sehr gefährlich werden kann,
hat man Stramonium nicht zur Hand.

Sulfur

Der Junge ständig ist bekleckert,
wenn auch die Mama dauernd meckert -
das kann ihn nicht am Kleckern hindern,
da kratzt er sich doch nur am Hintern
und erzählt eine Geschichte
von großem Ausmaß und Gewichte,
dass sein schönes, neues Hemd
beschossen wurd' von Aliens
mit Ufos, ganz aus Marzipan,
die hatten da Kanonen dran,
aus denen kam statt Strahl und Blei
Tomatenmark und Schokoeis,
weshalb er nun beschmaddert ist,
woran gar keine Schuld ihn trifft!

Die Mama schüttelt nur den Kopf,
da steht er nun, der arme Tropf
und glaubt mit seiner ganzen Kraft,
dass er sie doch gesehen hat,
die fremden, wilden Aliens
und wenigstens sein Nachbar Jens
glaubt ihm und alle Nachbarskinder
glauben dem kleinen Kerl nicht minder.
Er kann lügen, übertreiben,
den unmöglichsten Kram beschreiben
und er begeistert jedermann,
wie es sonst kaum jemand kann.

Sulfur, dieser kleine Wicht,
ist stinkend faul und liederlich,
oberflächlich ist sein Tun
und er liebt es auszuruh'n,
genußsüchtig herumzuschlemmen -
sollen doch die anderen rennen,
wenn sie es sich so ausgesucht!
Sulfur ist nicht auf der Flucht,
geht die Arbeit ruhig an,
damit er länger leben kann.
Faul ist nicht nur sein Verhalten -
er kann sie nicht bei sich halten,
des Darmes fürchterliche Gase,
sie stören kaum die eigene Nase,
doch riecht ein anderer nach Schweiß,
wird Sulfur gern mal kreidebleich,
denn den Geruch, den andere haben
kann er selber nicht ertragen.

Eigentlich ist Sulfur schlau,
macht jedoch zu gerne blau
um in der Schule gut zu sein -
er wäre doch ein dummes Schwein,
würd' er selber all das lernen
von Algebra und Teilchenkernen -
da wird man doch im Hirne schlapp,
Sulfur schreibt da lieber ab!
So lebt er gerne recht bequem
als Philosoph und als Bohéme,
könnte im Leben mehr erreichen,
doch lieber lässt er einen streichen.

Was die Liebe anbetrifft,
wirkt er öfters wie bekifft,
zeigt wenig oder kein Interesse
an einer Frau, einer Mätresse
oder er wird vom Trieb getrieben,
will jede Frau auch sofort lieben
nur sein kleines Schwefelholz
zündet nicht – naja, was soll's!
Ebbe, Stille und Fimose
herrschen in der Unterhose,
der ganze Zauber schnell verpufft
und aus ist's mit der Liebeslust.

Klappt's im Bett nicht, wird stattdessen
ausgiebig getrunken und gefressen,
Schokolade, Süßigkeiten,
Fett und Eis zu allen Zeiten,
Fleisch und Äpfel, massenweise -
da bleibt's im Bauch nicht lange leise:
Blähungen rumoren bald
und die Flatulenz, sie knallt
deutlich durch des Raumes Luft,
erfüllt sie mit gar üblem Duft.

Gegen sechs Uhr in der Früh
erweckt den Herrn die Diarrhoe,
weicher Stuhl in großen Mengen
treiben den Armen in die Enge,
der Magen weiß nicht was er will -
schreit nach Essen, fett und viel,
doch schon nach ein paar kleinen Bissen
wird das Handtuch dann geschmissen.
Auch ist der Herr recht unzufrieden,
es jucken ihm die Hämorrhoiden,
was sich deutlich noch verschlimmert
im gut geheizten, warmen Zimmer.

Sie werden das vielleicht auch kennen -
Schmerzen, die ganz furchtbar brennen
in den Schultern und den Gliedern,
links beginnt es immer wieder
und wenn das Wochenende kommt
meldet sich im Schädel prompt
ein Schmerz vom Scheitel, der echt ätzt
und sich von Kälte lindern lässt.

Wenn das noch nicht genügend ist -
auch Angina pectoris
und Herzrasen, meist in den Nächten,
den armen Menschen übel knechten,
heiße Füße, Asthma, Schlaf,
der keinen Menschen munter macht,
weil nur drei, vier Stunden lang
man am Stücke schlafen kann -
das alles kann mit Sulfur heilen,
wenn sich die Heiler hier beeilen.

Syphilinum

Syphilinum ist die Krönung
der radikalen Selbstzerstörung.
Widersprüchlich, intensiv,
Gesicht und Mund sind meistens schief,
Haare und Zähne fallen aus,
zum Munde trieft der Speichel raus
besonders nachts, wenn voller Angst,
der Ärmste sich im Bett verkrampft,
wo er schon den Schmerz erahnt,
der sich nächtens immer rammt
in seinen Schädel, seinen Rücken
und es ist auch kein Entzücken,
wenn die ganzen langen Knochen
in seinem Leib vor Schmerzen kochen.
Zwar ist ihm kalt, doch ist's im Bett
zu warm, ist es ihm auch nicht recht!
Kälte hilft dem Armen Wicht,
mag man es glauben oder nicht.

Jede Dame sollte wissen,
es ist ne Qual, den Kerl zu küssen -
Ulcus in Mund und Gaumenspalte
die Leidenschaft im Zaume halten
und Geschwüre auf der Haut
sind ein Graus für jede Braut.

So beißt die Zähne er zusammen,
verhärtet auch in seinem Samen,
wird psychotisch, lebt im Zwang
mit seinem sexuellen Drang.
Gewaltsam sind die Phantasien,
die er braucht, um ihn hochzukriegen,
er sucht den Kick in dunklen Gassen,
könnte selbst sich dafür hassen,
denn er fürchtet nichts so sehr,
wie Krankheit nach Geschlechtsverkehr.

Allerorten Seuchen, Keime -
er hält die Hände peinlich reine
und wäscht sich zwanghaft immerzu,
prüft die Kleidung und die Schuh
auf Staub, auf Schmutz und auf Mikroben,
die in der ganzen Umwelt toben,
nur um tödlich ihm zu schaden -
das kann er nur schwer ertragen,
reinigt mit sehr viel Alkohol
sich auch von innen – sehr zum Wohl!

Löchrig wie ein alter Käse
ist das Gedächtnis – das ist böse,
weil man ständig denkt und grübelt,
ob man hat die Tür verriegelt,
den Zahn geputzt, den Hund gefüttert?
Natürlich ist man da verbittert
und fängt zwanghaft an zu zählen,
Essen nach Farben auszuwählen,
nur noch bei Regen auszugehen
und auf Marotten zu bestehen,
die kein anderer Mensch versteht -
das ganze Denken ist verdreht
und ist vom Zwang total besessen,
alles andere wird vergessen.

Hirn kann man nicht von Nerven trennen
und so kommt es hier zum Brennen
entlang der langen Nervenfasern,
es bringt den armen Kerl zum Rasen -
Neuralgien, das ist logisch
findet wirklich niemand komisch,
sie schmerzen, krampfen und sie zerren
an Knochen, Muskeln und Gedärmen,
doch Syphilinum heilt all dies -
wenn der Patient es nicht vergisst.

Thuja occidentalis

Ist ein Kerl dir nicht sympathisch,
riecht er vielleicht noch eigenartig,
süßlich, muffig, leicht morbide -
wirkt er dennoch hoch solide
und tut, als wär er schwer integer,
Priester, Richter, Denkmalspfleger
mit einer leichten Schmierigkeit,
dann halte Thuja ihm bereit.

Feuchte Haut und feuchte Hände,
Wachsgesicht und faule Zähne,
süßes Grinsen, Augenbrauen,
die nach den Seiten dünn abhauen,
Pickel, Akne, braune Flecken
kann er wirklich kaum verstecken,
obwohl er sonst ein Meister ist
im Verbergen, jede List
ist ihm recht, dass keiner sieht,
was er tut und was er liebt -
sonst würde man ihn ja verachten,
ihn jagen, treten, sogar schlachten
und er wäre einsam dann,
was er gar nicht leiden kann.

Gelb verklebte Augenlider
hat er jeden Morgen wieder,
seine Nase ist verstopft,
obwohl sie ihm beim Stuhlgang tropft.
An den Lippen Herpesbläschen
machen ihn nicht schön für Mädchen,
viele derbe Warzen prangen
groß und dick auf seinen Wangen.

Nachmittags kann er kaum pusten,
denn dann quält ihn dieser Husten,
trocken, hart und bellend kurz -
da hilft kein Kraut, kein Pfefferwurz,
Asthma rasselt in der Lunge -
er leidet sehr, der arme Junge.

Zwiebeln kann er gar nicht essen,
kalte Drinks komplett vergessen,
denn die fallen ohne Fragen
ihm laut und hörbar in den Magen.
Blähung, Kolik, gelber Stuhl
tun dem Ärmsten gar nicht wohl
und - es mag den Feingeist stören -
man kann das alles deutlich hören.

Auch an des Mannes Kronjuwelen
kann man manche Warze zählen,
so manch Gebilde hat da wohl
auch mal die Form von Blumenkohl
und auch bei ihr hängt dann und wann
an den Labien etwas dran.

Dick und rot sind die Urether
und es hat der Miesepeter
einen Harnstrahl, der sich teilt,
sobald er aus der Röhre eilt.
Der letzte Tropfen vom Urin
landet in der Hose drin,
genau wie Ausfluss, süßlich weiß,
der am Schlüpfer kleben bleibt.

Genug des Ekels, wie ich denke -
kommen wir zu den Gelenken,
die lauthals knacken und sehr schmerzen
bei des feuchten Wetters Scherzen.
Doch auch Schmerzen in den Hacken
findet Thuja nicht zum Lachen,
selbst im Kopf, in Stirn und Schläfen,
herrscht ein Schmerz als wie von Nägeln.

Stimmen hören, Fratzen sehen -
der Arzt meint, das sei schizophren,
hat den Dämon ganz vergessen,
von dem der arme Mann besessen,
den der sogar fühlen kann,
diagonal zur Magenwand -
dort lebt etwas, da ist er sicher
und hört es manchmal sogar kichern.
Geht der Gute mal zur Kneipe,
geht er sicher nicht alleine
denn jemand geht stets neben ihm -
leider kann den niemand sehen.

Ist er vom Tod auch fasziniert
und die Wohnung tapeziert,
als säße man in einem Sarg,
so täuscht man sich dennoch arg,
wenn man erwartet dann vielleicht,
dass ihm ein einz'ges Leben reicht -
nein, er lebt mit List und Hehl
zwei, drei Leben parallel!
Wer so ein Geheimnis hütet,
ist auch schon mal schnell ermüdet
und kann sich schwertun mit dem denken -
was soll man all den Frauen schenken,
die ihn gerade so vermissen
und nichts voneinander wissen?

Nach außen ist er streng moralisch,
gehorcht dem Papst und stellt zur Wahl sich
im Kirchen- und Gemeinderat,
wo er keine Feinde hat,
denn er passt sich redlich an -
er ist ein wahrer Mustermann!

Doch in seinem Innern drin,
da zieht es ihn zu Kindern hin,
zu Huren, Hunden oder gar
in manchem Fall zur Frau Mama.
Er fürchtet seine dunklen Triebe,
sehnt sich nach Halt, sehnt sich nach Liebe,
träumt, gepeinigt von Moral
von seinem tiefen, tiefen Fall.

Paranoid und schizophren?
Er wünscht sich nur, dass wir ihn sehen
mit seinen Schatten, seinem Licht -
nicht als moralisches Gericht,
sondern respektvoll und mit Würde,
wie ein wahrer guter Hirte.

Tuberculinum

Tuberculinum, schlank und groß,
hält's nie lang aus, muss wieder los
von Land zu Land, von Mensch zu Mensch,
weil in ihm ein Fieber brennt -
die Sucht, sich ständig zu verändern,
kann er einfach nicht verhindern.
Hübsche Locken, Augen schön,
mit sanften, blauen Skleren drin
und umrahmt von langen Wimpern -
da muss selbst eine Nonne wimmern!

Die Brust ist schmal und auch sehr eng,
was damit zusammenhängt,
dass Asthma und bronchiale Seuchen
ihn heimsuchen, dann muss er keuchen,
auch juckt die Pelle, rau und trocken
und Fußpilz lauert in den Socken,
Arthritis wandert auf und ab,
der arme Mensch, er fühlt sich schlapp.

Dann sehnt er sich nach Kiefernbäumen
auf hohem Berg, da kann er träumen
vom Fliegen und von großen Reisen,
träumt auch von Tieren, nicht von weißen!
Schwarze Hunde sind's und Katzen,
die ihm den tiefen Schlaf verpatzen,
auch Einbrecher und große Schlangen
machen im Traum das ihm das Herze bange,
bis schreiend er erwacht vom Schlummer
und sich löst vom Traumeskummer.

Kann der Mensch mal nicht verreisen,
sollte man ihn auch nicht reizen!
Denn steckt er fest an einem Ort,

ist er rastlos, denkt an Mord,
zerstört und wütet, wird gemein
wie ein mieses, kleines Schwein.
Er lässt die Arbeit stehen und liegen,
auch die Familie und muss fliehen,
wohin sein Herz und Traum auch tragen -
nach Vernunft brauchst du nicht fragen.

Er ist auf keinen Fall pedantisch,
eher verträumt und sehr romantisch.
Gehst du einmal mit ihm essen-
die Salami nicht vergessen!
Auch Schinken, Speck und Speiseeis
machen diesen Typen heiß,
nach kalter Milch hat er Verlangen
auch wenn es grummelt dann im Magen.

Dröhnt dem armen Mann der Schädel,
wird es nicht gerade edel.
Wie ein Band aus festem Eisen
zieh'n Schmerzen um den Kopf und reißen
an seinen Nerven ohne Ende,
auch die Otitis spricht hier Bände
und befällt das Mittelohr -
das kommt hier leider öfters vor.

Kreisrund fallen seine Haare,
was ihn sehr stört, denn wunderbare
Locken hatte er bisher
und da fällt es ihm sehr schwer,
die Löcher liebend anzunehmen,
die nun auch noch im Bart entstehen.
Da hilft kein Ritus, kein Gebet -
was einmal weg ist, das bleibt weg,
doch soll die Hoffnung ihm nicht sterben,
solang wir noch Nosoden haben.

Reisemittel

Wenn einer eine Reise tut,
dann kann er was erleben,
doch tut es dem Touristen gut
auf Reisen mitzunehmen
ein paar kleine Heilungsmittel
aus der Homöopathie -
ist auch der Reiseplan penibel,
ahnt man Katastrophen nie.

Man kann sie einfach nicht verhindern -
das beginnt schon bei den Kindern,
die vor der Reise in der Nacht
kein Auge haben zugemacht
und nun stattdessen blass und bleich,
den Magen flau, die Knie weich
am Tische sitzen und erbrechen
wie Große, wenn sie zu viel zechen.
Vorfreude und viel Erwartung
gehen mit den Kleinen hart um,
doch kann das Leid den lieben Kindern
Lycopodium sicher lindern.

Die Spannung zieht sich in die Länge
und im Auto ist es enge,
im Tunnel und in Menschenmengen,
die sich auf dem Bahnsteig drängen
wird das Leiden immer größer:
Argentum Nitricum heißt der Erlöser.

Trotz Eurotief und Ticketpreisen
will Else mit dem Flugzeug reisen,
auch wenn sie Angst vorm Fliegen hat -
Kalium chloratum ist mein Rat.

Ihr alter Freund, der lange Chris,
reist lieber mit dem Segelschiff,
hat daheim in Niederhessen
die Seekrankheit wohl ganz vergessen,
die ihn immer niederstreckt,
wenn er sich begibt an Deck.
Grün und weiß im Angesicht,
elend, dass ihm der Schweiß ausbricht -
so hängt der Chris über die Reling
wie ein angefahr'ner Hering.
Frische Luft hilft ihm vielleicht,
doch wenn man **Tabacum** ihm reicht,
geht es ihm bald wieder besser
und er ist König der Gewässer.

Seinem Bruder Jürgen-Knut
tut **Coccolus** hingegen gut,
der legt sich flach in die Kajüte
und wimmert nach der kleinen Tüte,
in die er sich erbrechen kann
bei Schaukeln und bei Wellengang.

Hilft aber keins der beiden Mittel
und die Übelkeit hält an,
sollt' nach **Theridion** nun betteln,
wer anders sich nicht helfen kann.

Bei Autofahrten in Gebirgen
muss die Anneliese würgen,
der Magen kriecht ihr in den Thorax,
deshalb hilft Anneliese **Borax**.

Schlimmer als ne Rippenprellung
ist manchmal auch die Zeitumstellung
oder das völlig andere Klima -
Gelsemium, das hilft hier prima.

Das schönste auf den langen Reisen
sind doch exotisch-scharfe Speisen,
Eiscreme, Alkohol und Fisch -
das schafft mancher Magen nicht -
Nux vomica, Arsenicum
bringen den Wanst wieder in Schwung.

Zu lange in der Sonne sitzen
bringt Rosalind nicht nur zum Schwitzen -
mit rotem Kopf und Schmerz im Schädel
plagt ein Sonnenstich das Mädel.
Nur **Belladonna**, nicht Tabletten
wird den Urlaub jetzt noch retten
und Rosalindens Schmerz beenden,
bevor sie umkommt in der Fremde.

Statt in der Fremde so zu leiden
stürzt sie sich gern in Liebesfreuden,
verliebt sich hier, verknallt sich dort -
Phosphor ist hier das Zauberwort.

Als nach dem Sex in wilder Brandung
ein Schmerz zieht durch die Blasenwandung,
hilft trefflich **Staphisagria** -
sonst für Schnitt und Stiche da.

Ein Stich von Biene oder Mücke
zeigt sich voller Schmerz und Tücke -
ist das Ergebnis heiß und rot
hilft **Apis** in der größten Not,
während, wenn der Juckreiz quält,
die Wahl wohl auf **Urtica** fällt.
Wenn es zugleich mal juckt und schmerzt
hilft **Ledum** – und das ist kein Scherz!

Beißt die Zecke, beißt die Schlange,
überlege nicht erst lange!
Nach **Aconit** und **Arnica**
ist auch **Ledum** wieder da,
um nach Schock und erster Pein
der Retter in der Not zu sein.

Von der Eifersucht gebissen
ist die schöne Helena -
ihr Mann hat wirklich kein Gewissen
und steigt den fremden Weibern nach.
Sie spioniert hinter ihm her,
ärgert sich und wütet sehr,
dabei ist er ihr treu wie Gold
und hat ihr **Lachesis** geholt.

Bald schon ist der Urlaub aus
und alle fahren froh nach Haus.
Fotos noch schnell auf Facebook teilen
und schon kommt wieder Langeweile -
Tuberkulinum ist ein Freund,
wenn man von der Ferne träumt
und gerne unstet wandern könnt
von Kontinent zu Kontinent.

Impressum:
Franziska Feist
Heilpraxis Südspitze
Marchwitzastraße 24-26
12681 Berlin
www.imago-vital.de